GUIDE SUR LE
DIABÈTE

ÉCRIT PAR
FABIEN BEAR

Edition 2023

Table des
MATIÈRES

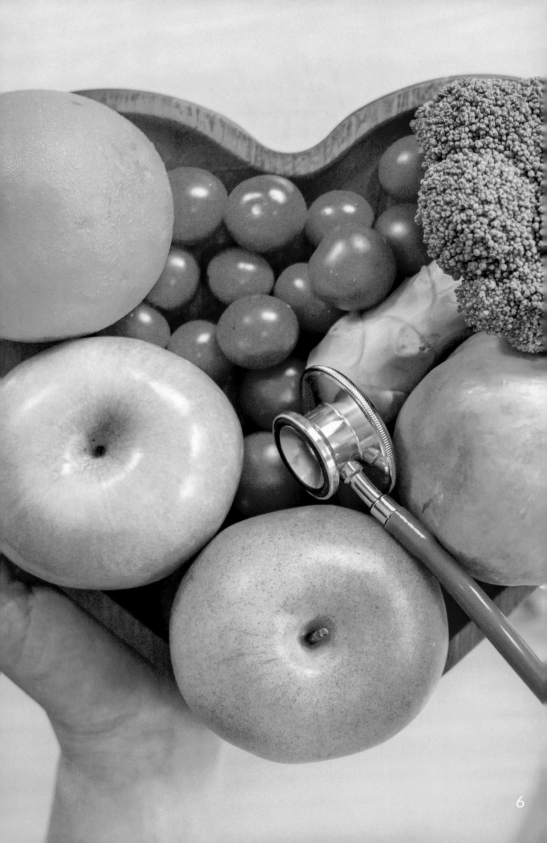

Introduction

Le diabète est bien plus qu'une simple question de taux de sucre dans le sang. C'est une condition complexe qui peut affecter presque tous les aspects de la vie d'une personne, de sa santé physique à sa bien-être émotionnel, en passant par ses relations sociales et son mode de vie en général. En comprenant mieux le diabète, vous serez en mesure de prendre des décisions éclairées sur la prévention, la gestion et le traitement de cette maladie.

Le diabète est également devenu un problème de santé majeur à l'échelle mondiale. Les taux de prévalence augmentent rapidement, et il est impératif de sensibiliser davantage les gens à cette condition, tout en les outillant pour qu'ils puissent y faire face de manière efficace.

Dans ce livre, nous explorerons les différents types de diabète, les causes potentielles, les méthodes de diagnostic, les options de traitement, les meilleures pratiques en matière de nutrition, d'exercice et de gestion du stress pour les personnes atteintes de diabète, ainsi que les moyens de prévenir les complications et de vivre une vie épanouissante malgré la maladie.

LE DIABÈTE

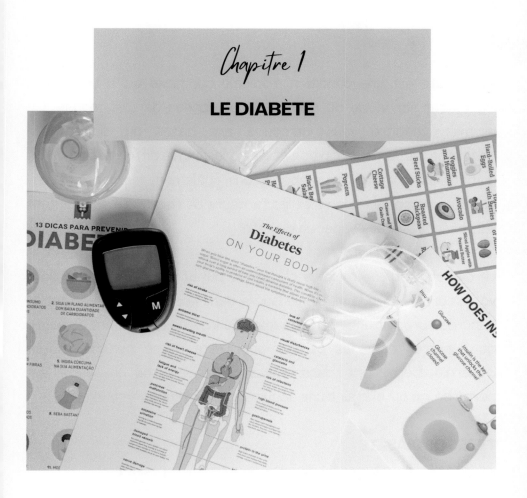

1. Qu'est ce que c'est ?

2. Causes et facteurs

Qu'est ce que c'est ?

Le diabète est une condition médicale complexe qui a un impact significatif sur la vie de millions de personnes dans le monde. Ce premier chapitre vous introduira aux bases du diabète, en commençant par sa définition et en explorant les différents types de diabète qui existent. Nous aborderons également les causes sous-jacentes de cette maladie et les facteurs de risque qui augmentent les chances de développer un diabète.

Le diabète est une maladie chronique qui affecte la manière dont votre corps régule la glycémie (sucre dans le sang). Normalement, le pancréas produit une hormone appelée insuline qui permet au sucre de pénétrer dans les cellules pour être utilisé comme source d'énergie. Cependant, dans le cas du diabète, ce processus est perturbé, ce qui entraîne une accumulation de sucre dans le sang.

TYPES DE DIABÈTE

Il existe plusieurs types de diabète, les plus courants étant :

Diabète de type 1 : Ce type de diabète est principalement d'origine génétique et auto-immune. Il se développe lorsque le système immunitaire attaque et détruit les cellules bêta du pancréas, responsables de la production d'insuline. Les personnes atteintes de diabète de type 1 doivent prendre de l'insuline quotidiennement pour compenser cette perte et maintenir leur glycémie à des niveaux normaux.

Diabète de type 2 : Le diabète de type 2 est souvent lié à des facteurs de risque tels que l'obésité, la sédentarité, une alimentation peu équilibrée et des antécédents familiaux de diabète. Dans ce type de diabète, le pancréas peut toujours produire de l'insuline, mais le corps ne l'utilise pas efficacement, ce qui entraîne une résistance à l'insuline. La gestion du diabète de type 2 implique généralement des modifications du mode de vie, notamment des changements alimentaires, de l'exercice physique régulier, la perte de poids si nécessaire, et parfois des médicaments pour aider à contrôler la glycémie.

Diabète gestationnel : Ce type de diabète survient pendant la grossesse et affecte la manière dont le corps utilise l'insuline. Il est souvent diagnostiqué au cours du deuxième trimestre de la grossesse. Le diabète gestationnel disparaît généralement après l'accouchement, mais il peut augmenter le risque de développer un diabète de type 2 à l'avenir, tant chez la mère que chez l'enfant.

Causes et facteurs

Plusieurs facteurs de risque peuvent augmenter la probabilité de développer un diabète, en particulier le diabète de type 2.

Parmi les facteurs de risque courants, on trouve :

- Obésité : L'excès de poids, en particulier le stockage de graisse abdominale, est l'un des principaux facteurs de risque du diabète de type 2.

- Sédentarité : Le manque d'activité physique régulière peut contribuer à la prise de poids et à la résistance à l'insuline.

- Alimentation malsaine : Une alimentation riche en sucres ajoutés, graisses saturées et pauvre en fibres peut augmenter le risque de diabète de type 2.

- Antécédents familiaux de diabète : Si des membres de votre famille proche ont été diagnostiqués avec le diabète, votre risque peut être plus élevé en raison de facteurs génétiques partagés.

- Âge : Le risque de diabète de type 2 augmente avec l'âge, en particulier après 45 ans.

- Certaines affections médicales préexistantes : Des conditions telles que le syndrome des ovaires polykystiques (SOPK) peuvent augmenter le risque de diabète de type 2.

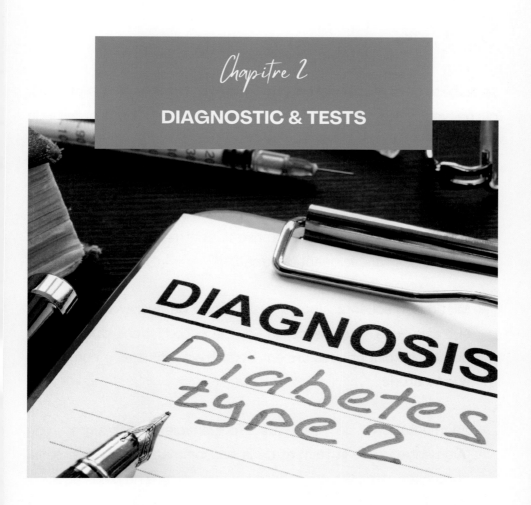

1. Symptômes

2. Test de diagnostic

Symptômes

Le diabète peut se manifester par un certain nombre de symptômes, qui peuvent varier en fonction du type de diabète et de la gravité de la maladie. Il est crucial de reconnaître ces signes précoces, car un diagnostic précoce permet de prendre en charge la maladie de manière plus efficace.

- Soif excessive (polydipsie) : Les personnes atteintes de diabète peuvent ressentir une soif intense et anormale, ce qui les pousse à boire de grandes quantités d'eau.

- Mictions fréquentes (polyurie) : L'excès de sucre dans le sang entraîne une augmentation de la production d'urine. Les personnes diabétiques urinent donc fréquemment, y compris la nuit (nycturie).

- Augmentation de l'appétit (polyphagie) : Malgré une augmentation de la faim et de la consommation alimentaire, les personnes atteintes de diabète peuvent perdre du poids ou avoir du mal à prendre du poids. Cela est dû à l'incapacité des cellules à absorber le glucose pour l'utiliser comme source d'énergie.

- Fatigue : Les personnes diabétiques peuvent ressentir une fatigue persistante, une sensation de faiblesse et de manque d'énergie, même après un bon repos.

- Vision floue : Les fluctuations de la glycémie peuvent temporairement affecter la vision, provoquant une vision floue. Cela est généralement réversible après la stabilisation de la glycémie.

- Cicatrisation lente des plaies : Le diabète peut affecter la circulation sanguine et la fonction immunitaire, ce qui peut entraîner une cicatrisation lente des plaies. Les plaies peuvent également s'infecter plus facilement.

- Infections fréquentes : Un système immunitaire affaibli en raison de niveaux élevés de glucose dans le sang peut augmenter la susceptibilité aux infections, notamment les infections urinaires, cutanées et respiratoires.

- Engourdissement ou picotements : Le diabète peut endommager les nerfs périphériques, provoquant des sensations anormales, telles que l'engourdissement, les picotements ou la douleur, généralement dans les mains et les pieds.

Il est important de noter que tous ces symptômes ne sont pas nécessairement présents chez toutes les personnes atteintes de diabète, et leur gravité peut varier. De plus, ces symptômes peuvent être confondus avec d'autres problèmes de santé. Par conséquent, si vous présentez l'un de ces symptômes, il est essentiel de consulter un professionnel de la santé pour un dépistage et un diagnostic appropriés.

Tests de diagnostic

- Test de l'hémoglobine A1c (HbA1c) : Ce test mesure le pourcentage d'hémoglobine dans le sang qui est glyquée, c'est-à-dire associée au glucose. L'HbA1c reflète la moyenne des taux de sucre dans le sang sur une période de 2 à 3 mois. Il donne une indication de la gestion à long terme de la glycémie. Un résultat d'HbA1c élevé indique un mauvais contrôle du diabète.

- Test de glycémie à jeun : Pour ce test, vous devez jeûner pendant au moins 8 heures (généralement pendant la nuit) avant qu'un échantillon de sang ne soit prélevé. Il mesure votre taux de sucre sanguin à jeun, ce qui est important pour le diagnostic du diabète.

- Test de tolérance au glucose oral (TTGO) : Ce test consiste à boire une solution sucrée contenant une quantité précise de glucose. Ensuite, des échantillons de sang sont prélevés à intervalles réguliers (généralement après 1 et 2 heures) pour mesurer les taux de sucre dans le sang. Le TTGO permet de déterminer comment votre corps réagit au sucre et peut détecter le diabète ou la prédiabète.

- Tests de glycémie aléatoires : Contrairement au test de glycémie à jeun, les tests de glycémie aléatoires peuvent être effectués à n'importe quel moment de la journée, sans jeûne préalable. Ils mesurent votre taux de sucre sanguin à un moment donné et peuvent être utiles pour surveiller la glycémie tout au long de la journée.

- Tests de cétone : Ces tests sont principalement utilisés chez les personnes atteintes de diabète de type 1 ou de diabète de type 2 mal contrôlé, notamment lorsqu'elles sont malades. Ils permettent de vérifier la présence de corps cétoniques dans l'urine ou le sang. Les corps cétoniques sont produits lorsque le corps brûle des graisses pour obtenir de l'énergie, ce qui peut se produire lorsque le glucose n'est pas disponible en quantité suffisante.

Ces tests de diagnostic sont essentiels pour confirmer la présence du diabète, déterminer le type de diabète et évaluer le contrôle de la glycémie. Un diagnostic précoce est crucial pour une gestion efficace du diabète, car il permet de mettre en place rapidement des mesures de traitement, de modifier le mode de vie et de prévenir les complications à long terme associées à la maladie. Une fois le diabète diagnostiqué, un plan de gestion personnalisé peut être élaboré en collaboration avec un professionnel de la santé pour aider à maintenir des niveaux de sucre dans le sang stables et à améliorer la qualité de vie.

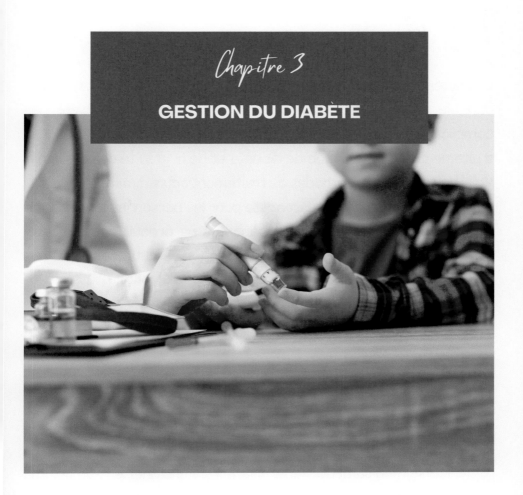

Chapitre 3

GESTION DU DIABÈTE

1. Traitement

2. Surveillance de la glycémie

Traitement

Le traitement du diabète vise à maintenir la glycémie (taux de sucre dans le sang) dans des limites normales afin de prévenir les complications à court et à long terme de la maladie. Le choix du traitement dépend du type de diabète et de la gravité de la maladie. Voici un aperçu des méthodes de traitement couramment utilisées :

- **Insuline :** L'insuline est essentielle pour les personnes atteintes de diabète de type 1, car leur pancréas ne produit pas d'insuline. L'insuline est administrée par injection sous-cutanée ou via une pompe à insuline, qui délivre l'insuline en continu. Les doses d'insuline sont ajustées en fonction des besoins individuels, de l'alimentation, de l'activité physique et des taux de glycémie.

- **Médicaments oraux :** Les personnes atteintes de diabète de type 2 peuvent prendre des médicaments par voie orale pour aider à contrôler leur glycémie. Ces médicaments agissent de différentes manières, notamment en augmentant la sensibilité à l'insuline (médicaments sensibilisateurs à l'insuline), en stimulant la production d'insuline par le pancréas (médicaments stimulateurs de l'insuline) ou en ralentissant la digestion des glucides dans le tube digestif (inhibiteurs des alpha-glucosidases).

- **Régime alimentaire équilibré :** Une alimentation saine et équilibrée joue un rôle crucial dans la gestion du diabète. Il est essentiel de contrôler la consommation de glucides, de surveiller les portions et de privilégier les aliments riches en fibres et en nutriments. Les repas doivent être planifiés pour maintenir une glycémie stable tout au long de la journée.

- Exercice physique : L'exercice régulier est un élément clé de la gestion du diabète. L'activité physique aide à améliorer la sensibilité à l'insuline, à maintenir un poids corporel sain et à réguler la glycémie. Les recommandations incluent l'activité aérobique (comme la marche, la course, la natation) et la musculation.

- Gestion du stress : Le stress peut affecter la glycémie. Il est important de mettre en place des techniques de gestion du stress, telles que la méditation, la relaxation, la respiration profonde ou la thérapie, pour aider à maintenir des niveaux de stress gérables.

- Surveillance de la glycémie : Les personnes atteintes de diabète doivent surveiller régulièrement leur glycémie à l'aide d'un glucomètre. Cela permet de s'assurer que les mesures de traitement sont efficaces et d'ajuster si nécessaire.

Le traitement du diabète est souvent individualisé en fonction des besoins de chaque personne. Il est important de travailler en étroite collaboration avec un professionnel de la santé, tel qu'un diabétologue ou un éducateur en diabète, pour élaborer un plan de gestion adapté et pour bénéficier d'un suivi médical régulier afin de prévenir les complications à long terme. Une bonne gestion du diabète permet aux personnes atteintes de mener une vie active et en bonne santé.

Surveillance de la glycémie

L'auto-surveillance de la glycémie est un élément essentiel de la gestion du diabète, que ce soit pour le diabète de type 1 ou de type 2. Cela permet aux personnes atteintes de diabète de surveiller régulièrement leur taux de sucre dans le sang à domicile. Voici quelques points importants à considérer concernant l'auto-surveillance de la glycémie :

- Glucosimètres : Les glucosimètres sont des appareils portables conçus pour mesurer la glycémie à l'aide d'une petite goutte de sang prélevée généralement sur le bout du doigt. Ces dispositifs sont faciles à utiliser et offrent des résultats presque instantanés, permettant aux personnes diabétiques de suivre leur glycémie de manière pratique et rapide.

- Plan de suivi : Il est crucial de suivre un plan de suivi de la glycémie régulier recommandé par votre médecin ou votre équipe de soins de santé. Cela comprend des horaires spécifiques pour effectuer des tests de glycémie, notamment avant les repas, après les repas, avant l'exercice et au coucher. Le plan de suivi est souvent personnalisé en fonction des besoins individuels.

- Journal de suivi : La tenue d'un journal de suivi de la glycémie est une pratique courante pour les personnes atteintes de diabète. En enregistrant régulièrement les résultats de vos tests de glycémie, ainsi que des informations sur votre alimentation, votre activité physique et d'autres facteurs pertinents, vous pouvez identifier des tendances dans votre glycémie. Cela peut aider à ajuster le traitement en conséquence, que ce soit en modifiant l'alimentation, l'exercice, ou en adaptant les doses d'insuline ou de médicaments.

- Objectifs de glycémie : Les personnes atteintes de diabète doivent connaître leurs objectifs de glycémie cible, qui sont généralement définis en collaboration avec leur équipe de soins de santé. Ces objectifs peuvent varier en fonction de l'âge, du type de diabète, de la durée de la maladie et d'autres facteurs individuels. L'objectif principal est de maintenir la glycémie dans une fourchette normale pour réduire le risque de complications à long terme.

L'auto-surveillance de la glycémie permet aux personnes atteintes de diabète de prendre un rôle actif dans la gestion de leur maladie. Cela permet de détecter rapidement les fluctuations de la glycémie, d'éviter l'hypoglycémie (taux de sucre dans le sang trop bas) ou l'hyperglycémie (taux de sucre dans le sang trop élevé) et d'ajuster les mesures de traitement en conséquence. Une gestion efficace de la glycémie contribue à réduire les risques de complications à long terme, tels que les problèmes cardiaques, rénaux, oculaires et nerveux, associés au diabète.

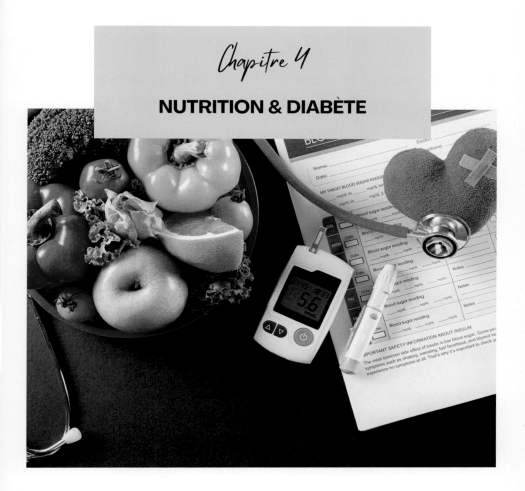

Chapitre 4

NUTRITION & DIABÈTE

1. Alimentation

2. Contrôle des proportions

Alimentation

Lorsque l'on vit avec le diabète, la gestion de la glycémie devient une préoccupation quotidienne. L'alimentation joue un rôle fondamental dans cette gestion, car les choix alimentaires peuvent avoir un impact direct sur les niveaux de sucre dans le sang. Une alimentation équilibrée est un pilier essentiel pour maintenir une glycémie stable et favoriser la santé générale. Dans ce contexte, examinons les principes clés d'une alimentation équilibrée pour les personnes atteintes de diabète, ainsi que les choix alimentaires et les habitudes qui peuvent contribuer à une meilleure régulation de la glycémie et à une qualité de vie améliorée.

- Contrôle des glucides : Les glucides ont le plus grand impact sur la glycémie. Il est essentiel pour les personnes atteintes de diabète de surveiller la quantité de glucides consommée à chaque repas. Les glucides complexes, tels que les céréales complètes, les légumes riches en fibres et les légumineuses, sont préférables car ils sont digérés plus lentement, ce qui contribue à maintenir la glycémie stable. Il est également important de connaître la taille des portions de glucides et d'apprendre à lire les étiquettes nutritionnelles pour estimer la teneur en glucides des aliments.

- Fibres alimentaires : Les aliments riches en fibres sont bénéfiques pour les personnes atteintes de diabète. Les fibres ralentissent l'absorption des glucides, ce qui aide à éviter les pics de glycémie après les repas. Les fruits, les légumes, les légumineuses, les grains entiers (comme l'avoine, le riz brun et le quinoa) sont de bonnes sources de fibres alimentaires. L'inclusion de ces aliments dans l'alimentation quotidienne est fortement recommandée. 26

- Hydratation : Boire suffisamment d'eau est essentiel pour la santé générale et peut aider à maintenir une glycémie stable. Limitez la consommation de boissons sucrées, car elles peuvent provoquer des augmentations rapides de la glycémie. L'eau est la meilleure option de boisson pour les personnes atteintes de diabète.

En travaillant avec un professionnel de la santé ou un diététicien, les personnes atteintes de diabète peuvent élaborer un plan alimentaire personnalisé qui répond à leurs besoins nutritionnels individuels tout en maintenant la glycémie dans une fourchette cible. Une alimentation équilibrée, associée à l'auto-surveillance de la glycémie et à d'autres mesures de gestion du diabète, contribue à une meilleure qualité de vie et à la prévention des complications à long terme.

- Protéines maigres : Les protéines maigres sont importantes pour la santé générale et peuvent aider à maintenir un niveau d'énergie stable. Les sources de protéines maigres comprennent la volaille sans peau, le poisson, les œufs, les légumineuses (comme les haricots et les pois chiches) et les produits laitiers faibles en gras. Il est important de répartir la consommation de protéines tout au long de la journée pour une meilleure régulation de la glycémie.

- Graisses saines : Les graisses insaturées, notamment les graisses monoinsaturées et polyinsaturées, sont bénéfiques pour la santé cardiaque. Elles se trouvent dans des aliments tels que les avocats, les noix, les graines, l'huile d'olive et les poissons gras comme le saumon et le maquereau. Il est recommandé de limiter la consommation de graisses saturées (présentes dans les produits d'origine animale) et de graisses trans (présentes dans les aliments transformés et frits).

- Répartition des repas : Pour maintenir une glycémie stable, il est conseillé de répartir les repas tout au long de la journée. Au lieu de manger de gros repas rares, optez pour des portions plus petites et des collations si nécessaire. Cela peut aider à éviter les fluctuations extrêmes de la glycémie et à mieux contrôler l'appétit.

- Gestion des sucres ajoutés : Les aliments et les boissons riches en sucres ajoutés doivent être évités autant que possible. Les sucres ajoutés peuvent provoquer des pics de glycémie rapidement. Lorsque vous avez une envie de sucré, optez pour des édulcorants naturels comme la stévia ou des édulcorants artificiels avec modération.

Contrôle des proportions

Le contrôle des portions est une composante cruciale de la gestion du diabète, car il vous aide à maintenir la glycémie sous contrôle tout en évitant la surconsommation de calories. Pour les personnes atteintes de diabète, la maîtrise des portions est essentielle pour maintenir un équilibre entre les besoins en glucides, en protéines, en graisses et en calories, tout en évitant les pics de glycémie.

- Utilisez des mesures standard : Familiarisez-vous avec les mesures courantes pour évaluer les portions. Par exemple, une portion de protéines équivalente à la taille de la paume de votre main, une portion de glucides de la taille de votre poing, et une portion de graisses de la taille de votre pouce. Ces repères visuels peuvent vous aider à estimer la taille des portions lorsque vous n'avez pas d'outils de mesure à portée de main.

- Lisez les étiquettes nutritionnelles : Les étiquettes des produits alimentaires fournissent des informations sur la taille des portions et les valeurs nutritives. Utilisez ces informations pour ajuster vos portions en fonction de vos besoins. Assurez-vous de prendre en compte le nombre total de glucides, de protéines, de graisses et de calories par portion.

- Préparez des portions à l'avance : Lorsque vous préparez vos repas, envisagez de diviser les portions en contenants individuels. Cela vous permet de contrôler la quantité que vous mangez et d'éviter de manger plus que prévu. C'est également utile pour le contrôle des portions lorsque vous emportez des repas à l'extérieur.

- Écoutez votre corps : Apprenez à reconnaître les signaux de faim et de satiété de votre corps. Mangez lentement et soyez attentif à la sensation de rassasiement. Il est important de ne pas vous forcer à finir votre assiette si vous vous sentez déjà satisfait.

- Évitez les repas excessivement copieux : Les repas trop volumineux peuvent entraîner des pics de glycémie. Privilégiez des repas plus petits et des collations si nécessaire pour répartir votre apport alimentaire tout au long de la journée.

En adoptant ces stratégies de contrôle des portions, vous pouvez améliorer considérablement votre gestion du diabète tout en favorisant une santé optimale. Le contrôle des portions est une compétence clé pour maintenir la glycémie stable et atteindre vos objectifs nutritionnels tout en vivant avec le diabète. Dans les prochains chapitres, nous explorerons davantage les aspects pratiques de la nutrition et de la gestion du diabète pour vous aider à mener une vie saine malgré la maladie.

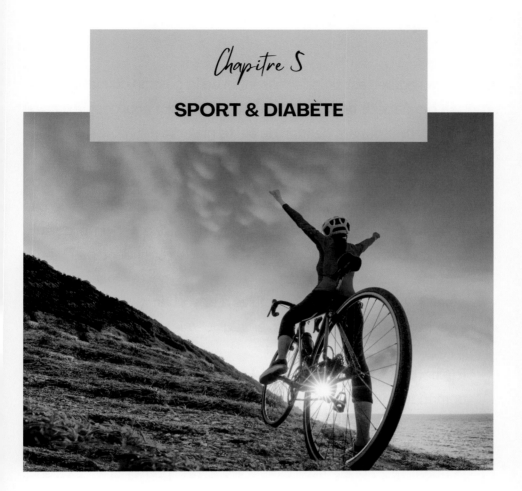

Chapitre 5

SPORT & DIABÈTE

1. Importance

2. Types d'exercices

Importance

L'exercice régulier est un pilier essentiel de la gestion du diabète, qu'il s'agisse de diabète de type 1 ou de type 2. Voici pourquoi l'exercice est si important dans la gestion de cette maladie :

- Amélioration de la sensibilité à l'insuline : L'exercice physique aide le corps à utiliser l'insuline de manière plus efficace. Dans le cas du diabète de type 2, la résistance à l'insuline est un problème courant, ce qui signifie que les cellules ne répondent pas bien à l'insuline. L'exercice contribue à réduire cette résistance en améliorant la capacité des cellules à absorber le glucose du sang. Cela permet de mieux contrôler la glycémie.

- Réduction de la glycémie : L'activité physique augmente la demande en énergie des muscles, ce qui entraîne une absorption accrue de glucose sanguin pour être utilisé comme source d'énergie. En conséquence, la glycémie baisse naturellement pendant et après l'exercice. Cet effet peut durer plusieurs heures, ce qui est particulièrement bénéfique pour les personnes atteintes de diabète.

- Contrôle du poids : L'exercice régulier contribue à maintenir un poids corporel sain. Pour les personnes atteintes de diabète de type 2, le maintien d'un poids approprié est crucial, car l'obésité est un facteur de risque majeur de la maladie. L'exercice aide à brûler des calories, à augmenter le métabolisme de base et à favoriser la perte de poids ou le maintien d'un poids stable.

- Renforcement musculaire : Les exercices de musculation sont particulièrement bénéfiques. Ils aident à augmenter la masse musculaire, ce qui favorise la gestion de la glycémie. Les muscles ont la capacité d'absorber le glucose sans dépendre de l'insuline, ce qui est particulièrement important pour les personnes atteintes de diabète.

- Amélioration de la santé cardiovasculaire : Le diabète est un facteur de risque majeur de maladies cardiovasculaires. L'exercice régulier contribue à réduire ce risque en améliorant la santé du cœur et des vaisseaux sanguins. Il favorise une meilleure circulation sanguine, abaisse la pression artérielle, réduit le taux de cholestérol LDL (le "mauvais" cholestérol) et renforce le système cardiorespiratoire.

- Contrôle des glucides : Les glucides ont le plus grand impact sur la glycémie. Il est essentiel pour les personnes atteintes de diabète de surveiller la quantité de glucides consommée à chaque repas. Les glucides complexes, tels que les céréales complètes, les légumes riches en fibres et les légumineuses, sont préférables car ils sont digérés plus lentement, ce qui contribue à maintenir la glycémie stable.

- Fibres alimentaires : Les aliments riches en fibres sont bénéfiques pour les personnes atteintes de diabète. Les fibres ralentissent l'absorption des glucides, ce qui aide à éviter les pics de glycémie après les repas. Les fruits, les légumes, les légumineuses, les grains entiers (comme l'avoine, le riz brun et le quinoa) sont de bonnes sources de fibres alimentaires. L'inclusion de ces aliments dans l'alimentation quotidienne est fortement recommandée.

Types d'exercices

Les personnes atteintes de diabète peuvent bénéficier d'une variété d'exercices pour améliorer leur santé générale et leur gestion de la glycémie. L'objectif est de combiner différents types d'activités pour créer un programme complet.

- Aérobie (cardio) : Les activités aérobies, comme la marche, la course à pied, la natation et le vélo, sont excellentes pour augmenter la fréquence cardiaque et améliorer la capacité cardiorespiratoire. Essayez de viser au moins 150 minutes d'activité aérobie modérée chaque semaine, réparties sur plusieurs jours. Cela peut être réalisé en marchant 30 minutes par jour, 5 jours par semaine, par exemple. L'activité aérobie aide à brûler des calories, à réduire la résistance à l'insuline et à abaisser la glycémie.

- Musculation : Les exercices de musculation, tels que la musculation, la musculation à poids corporel ou l'utilisation de poids libres, renforcent les muscles et améliorent la résistance. Intégrez des exercices de musculation au moins deux jours par semaine. Le renforcement musculaire peut aider à augmenter la masse musculaire, ce qui est particulièrement bénéfique pour la gestion de la glycémie, car les muscles absorbent le glucose sans dépendre de l'insuline.

- Flexibilité : Les étirements et les exercices de flexibilité améliorent la mobilité articulaire. Ils sont importants pour maintenir une amplitude de mouvement adéquate et prévenir les blessures.

Pratiquez des étirements réguliers, en particulier avant et après l'exercice, pour maintenir la souplesse des muscles et des articulations.

- Équilibre : Les exercices d'équilibre, tels que le yoga ou le tai-chi, peuvent aider à améliorer la stabilité et à prévenir les chutes, en particulier chez les personnes atteintes de diabète qui souffrent de neuropathie périphérique (une complication qui peut affecter les pieds et les jambes). Ces exercices peuvent être intégrés dans votre routine d'exercices pour améliorer la coordination et la proprioception.

Vous pourrez trouver mes programmes sportifs sur mon site fabienbearcoahcing.fr
Vous recevrez vos ebooks ainsi que mes conseils personnalisés selon vos objectifs personnels.

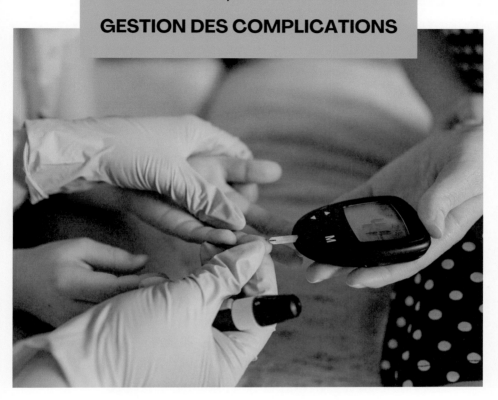

1. Complications

2. Prévention

Complication

Le diabète est une maladie qui peut avoir un impact significatif sur de nombreux organes et systèmes du corps, ce qui peut entraîner diverses complications à long terme. Voici un développement plus détaillé sur certaines des complications les plus courantes associées au diabète :

- Maladies cardiaques : Les personnes atteintes de diabète ont un risque accru de développer des maladies cardiaques, notamment des maladies coronariennes, des crises cardiaques (infarctus du myocarde) et des accidents vasculaires cérébraux. Le diabète peut entraîner l'accumulation de plaques dans les artères (athérosclérose), ce qui peut réduire le flux sanguin vers le cœur et le cerveau.

- Problèmes oculaires : Le diabète peut endommager les petits vaisseaux sanguins de la rétine, provoquant une rétinopathie diabétique. Cette affection peut entraîner une perte de vision, des troubles de la vision et, éventuellement, la cécité. Un contrôle régulier de la vue est essentiel pour dépister et traiter rapidement les problèmes oculaires liés au diabète.

- Problèmes rénaux : Le diabète peut endommager les reins, provoquant une néphropathie diabétique. Les reins ont pour fonction de filtrer les déchets et l'excès de liquides dans le corps, mais cette fonction peut être altérée par le diabète. À terme, cela peut entraîner une insuffisance rénale, nécessitant une dialyse ou une greffe rénale.

- Problèmes nerveux : La neuropathie diabétique est une complication courante du diabète qui peut provoquer des douleurs, des picotements, une perte de sensation, des problèmes de coordination et de l'équilibre. Elle peut affecter les pieds, les jambes, les mains et d'autres parties du corps.

- Problèmes de pied : Les problèmes de circulation sanguine et de sensation dans les pieds sont fréquents chez les personnes atteintes de diabète. Cette combinaison peut entraîner des ulcères, des infections graves et même des amputations si elles ne sont pas traitées rapidement et correctement.

- Problèmes de peau : Les personnes atteintes de diabète sont plus susceptibles de développer des infections cutanées, telles que les furoncles et les infections fongiques, en particulier si leur glycémie n'est pas bien contrôlée. Il est essentiel de maintenir une hygiène cutanée appropriée et de traiter les infections dès leur apparition.

- Problèmes dentaires : Le diabète augmente le risque de maladies des gencives, telles que la gingivite et la parodontite. Ces affections peuvent entraîner des problèmes dentaires tels que la perte de dents si elles ne sont pas traitées.

Il est crucial de souligner que la prévention et la gestion adéquate du diabète, y compris la surveillance régulière de la glycémie, une alimentation équilibrée, l'exercice et les médicaments lorsque nécessaire, peuvent contribuer à réduire le risque de ces complications. Le suivi médical régulier et la collaboration avec une équipe de soins de santé sont essentiels pour une gestion optimale du diabète et la prévention de ses complications à long terme.

Prévention des complications

La prévention des complications du diabète est un aspect essentiel de la gestion de la maladie.

- Contrôle de la glycémie : Maintenir la glycémie dans les limites recommandées par votre professionnel de la santé est fondamental pour prévenir les complications du diabète. Cela implique de surveiller régulièrement votre glycémie, de prendre vos médicaments selon les instructions et de suivre les recommandations diététiques.

- Suivi médical régulier : Consultez régulièrement votre médecin et d'autres professionnels de la santé pour un suivi médical complet. Ces visites permettront de surveiller votre état de santé général, de détecter rapidement tout problème émergent et de prendre des mesures préventives lorsque c'est nécessaire.

- Gestion de la pression artérielle : Le diabète est un facteur de risque majeur de maladies cardiaques et de problèmes rénaux. Le contrôle de la pression artérielle est essentiel pour prévenir ces complications. Cela peut nécessiter des médicaments et des ajustements du mode de vie, notamment une alimentation faible en sel et la réduction de la consommation d'alcool.

- Gestion du cholestérol : Maintenir des taux de cholestérol sains est crucial pour réduire le risque de maladies cardiovasculaires. Votre médecin peut vous prescrire des médicaments pour abaisser le cholestérol si nécessaire, mais l'alimentation et l'exercice jouent également un rôle important.

- Alimentation équilibrée : Suivre un régime alimentaire équilibré est essentiel pour contrôler la glycémie, maintenir un poids corporel sain et réduire les risques de complications. Cela implique de surveiller l'apport en glucides, de privilégier les aliments riches en fibres et en nutriments, et de limiter la consommation de graisses saturées et de sucres ajoutés.

- Exercice régulier : L'exercice régulier est un élément clé de la gestion du diabète. Il peut aider à contrôler la glycémie, à renforcer le cœur, à améliorer la circulation et à maintenir un poids corporel sain. Essayez d'incorporer l'activité physique dans votre routine quotidienne.

- Éviter le tabac : Le tabagisme peut aggraver les complications du diabète, en particulier les problèmes cardiovasculaires. Il est impératif d'arrêter de fumer pour réduire ces risques. Si vous avez des difficultés à arrêter, consultez un professionnel de la santé pour obtenir de l'aide.

- Soins des pieds : Les problèmes de pieds sont courants chez les personnes atteintes de diabète. Inspectez régulièrement vos pieds pour détecter les signes de problèmes, et prenez des mesures préventives pour éviter les blessures et les infections.

- Éducation sur le diabète : Apprendre tout ce que vous pouvez sur votre maladie et comment la gérer efficacement est essentiel. Les programmes d'éducation sur le diabète peuvent vous fournir des compétences et des connaissances essentielles pour une gestion réussie de votre condition.

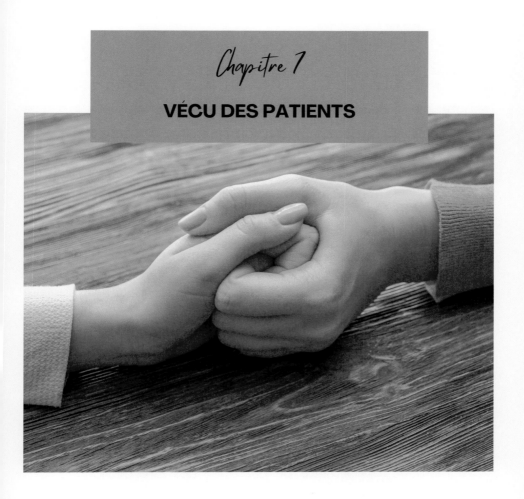

Chapitre 7

VÉCU DES PATIENTS

1. Soutien social

2. Gestion au quotidien

Soutien social

Le soutien social joue un rôle crucial dans la gestion réussie du diabète, car il peut contribuer de manière significative à la santé émotionnelle et physique d'une personne atteinte de cette maladie.

- Soutien émotionnel : Le diabète peut engendrer des émotions complexes, telles que la frustration, la peur, l'anxiété et la dépression. Parler de ces sentiments avec des amis, des membres de la famille ou un professionnel de la santé peut offrir un débouché pour l'expression émotionnelle. Recevoir le soutien et la compréhension de votre réseau social peut vous aider à faire face à ces défis émotionnels.

- Éducation et partage de l'information : Rejoindre un groupe de soutien au diabète ou participer à des ateliers éducatifs vous permet de mieux comprendre votre maladie et d'acquérir des compétences essentielles pour sa gestion. Ces forums offrent également l'opportunité de partager des informations et des astuces utiles avec d'autres personnes vivant avec le diabète.

- Responsabilité : Partager vos objectifs de gestion du diabète avec des proches peut renforcer votre responsabilité personnelle. Le fait de savoir que d'autres se soucient de votre bien-être peut vous motiver à suivre un mode de vie sain, à respecter votre plan de traitement et à atteindre vos objectifs de santé.

- Aide pratique : Votre réseau de soutien peut être d'une grande aide dans la gestion quotidienne du diabète. Des amis et des membres de votre famille peuvent vous encourager à adopter de meilleures habitudes alimentaires, à faire de l'exercice régulièrement, à prendre vos médicaments et à respecter vos rendez-vous médicaux. Leur soutien peut également être précieux en cas de besoin pratique, comme lors de situations d'urgence liées au diabète.

Gestion au quotidien

La gestion du diabète au quotidien peut être complexe, mais elle devient plus gérable avec une approche proactive.

- Éducation continue : La connaissance est une arme puissante dans la lutte contre le diabète. Apprenez autant que possible sur la maladie, ses traitements, et ses complications. Renseignez-vous auprès de professionnels de la santé, de ressources en ligne fiables et de groupes de soutien.

- Suivi médical régulier : Planifiez des rendez-vous réguliers avec votre équipe de soins de santé, notamment votre médecin, un nutritionniste et un éducateur en diabète. Ces professionnels vous aideront à élaborer un plan de gestion personnalisé.

- Auto-surveillance : La surveillance régulière de votre glycémie est essentielle pour comprendre comment votre corps réagit aux différents aspects de votre mode de vie et de votre traitement. Suivez les recommandations de votre professionnel de la santé en matière de fréquence et de méthode de surveillance.

- Gestion du stress : Le stress peut influencer la glycémie. Explorez des techniques de gestion du stress, telles que la méditation, la respiration profonde, ou la pratique d'un passe-temps relaxant pour maintenir un état d'esprit positif.

- Soutien professionnel : Si vous avez des difficultés pour gérer votre diabète sur le plan émotionnel, envisagez de consulter un psychologue ou un travailleur social spécialisé dans les problèmes de santé chronique. Ils peuvent vous offrir un soutien émotionnel et vous aider à développer des stratégies pour faire face aux défis.

- Planification des repas et de l'exercice : Établissez un plan pour vos repas et vos séances d'exercice. La planification vous aide à maintenir un mode de vie sain en évitant les impulsions alimentaires malsaines et en garantissant que vous faites de l'exercice régulièrement.

- Communauté de soutien : Recherchez des groupes de soutien locaux ou en ligne pour vous connecter avec d'autres personnes vivant avec le diabète. Le partage d'expériences et de conseils peut être extrêmement bénéfique.

En appliquant ces conseils et en restant engagé dans la gestion de votre diabète, vous pouvez non seulement améliorer votre santé à long terme, mais aussi mener une vie épanouissante malgré la maladie. Dans les chapitres à venir, nous aborderons les dernières avancées dans la recherche et le traitement du diabète pour vous tenir informé des nouvelles opportunités de gestion de la maladie.

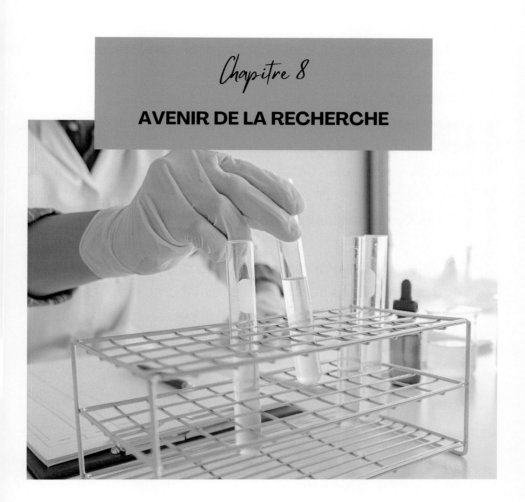

Chapitre 8

AVENIR DE LA RECHERCHE

Les progrès de la recherche sur le diabète ouvrent effectivement la voie à de nouvelles opportunités dans la gestion de cette maladie.

- Thérapie génique : La thérapie génique représente une avancée passionnante dans le traitement du diabète. Elle consiste à introduire des gènes sains ou à réparer des gènes défectueux associés au diabète. Cette approche pourrait éventuellement guérir certaines formes de diabète génétique, offrant une perspective prometteuse pour les patients.

- Thérapie cellulaire : La recherche explore la création de cellules bêta pancréatiques fonctionnelles en laboratoire. Ces cellules pourraient être implantées chez les personnes atteintes de diabète de type 1 pour restaurer leur capacité à produire de l'insuline. Cette méthode pourrait éliminer la dépendance à l'insuline chez certains patients.

- Technologie et dispositifs médicaux : Les avancées technologiques dans le domaine des dispositifs médicaux sont considérables. Les systèmes de pancréas artificiel, par exemple, combinent une pompe à insuline avec un capteur de glucose pour automatiser la gestion de la glycémie. Les capteurs continus de glucose deviennent également plus précis et plus faciles à utiliser, offrant aux patients un meilleur contrôle de leur glycémie.

- Recherche sur les médicaments : La recherche continue d'identifier de nouveaux médicaments qui ciblent différents aspects de la régulation de la glycémie. Ces médicaments offrent de nouvelles options thérapeutiques, ce qui est essentiel pour les patients dont les traitements actuels ne sont pas efficaces.

- Médicaments personnalisés : Certains projets de recherche se concentrent sur le développement de médicaments personnalisés. Ils tiennent compte de la génétique individuelle d'un patient pour une gestion plus précise du diabète, ce qui pourrait améliorer l'efficacité des traitements.

- Prévention et éducation : La recherche en prévention du diabète s'attache à identifier les facteurs de risque génétiques et environnementaux. Elle vise également à développer des stratégies pour réduire le risque de développer la maladie. L'éducation des patients est également un domaine en pleine expansion, visant à promouvoir une meilleure compréhension de la maladie et une gestion plus efficace.

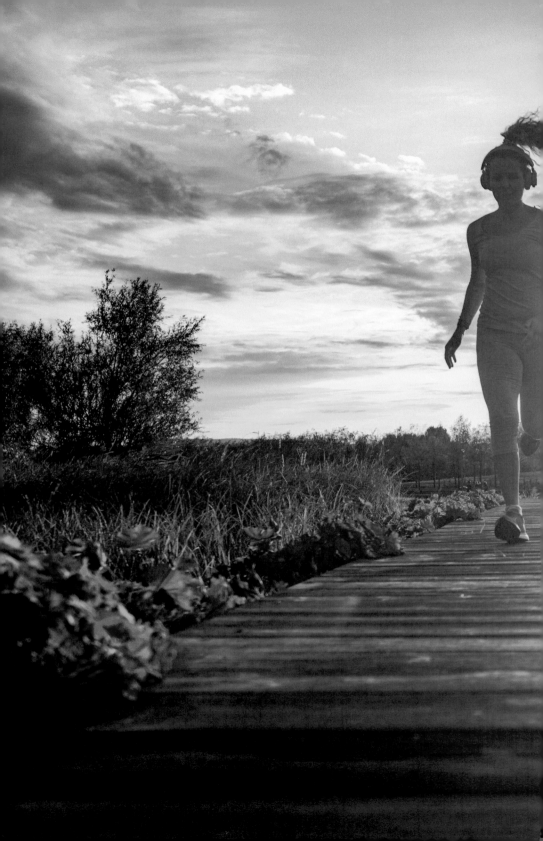

Conclusion

En conclusion, le diabète est une maladie chronique qui influe sur la régulation de la glycémie dans le corps, souvent lié à des facteurs de mode de vie.

La gestion du diabète est un processus multidimensionnel qui inclut la surveillance régulière de la glycémie, le traitement médical, une alimentation équilibrée, l'exercice physique et la gestion des facteurs de risque. Cependant, le soutien social, l'éducation et la gestion du stress jouent également un rôle essentiel dans cette équation.

Face à cette maladie, il est important de se rappeler que le diabète est une condition gérable. Avec un engagement envers une gestion personnelle rigoureuse, le soutien de la communauté et une connaissance approfondie de la maladie, il est tout à fait possible de mener une vie épanouissante malgré le diabète.

La recherche dans le domaine du diabète progresse constamment, offrant de nouvelles perspectives en termes de diagnostic, de traitement et de prévention. Les thérapies avancées, les avancées technologiques et les médicaments innovants ouvrent la voie à une meilleure qualité de vie pour les personnes atteintes de diabète.

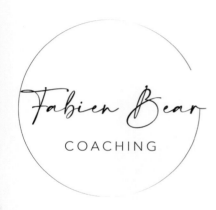

COACHING

Retrouvez tous mes livres sur Amazon

Votre avis est important pour moi !
Les commentaires et avis de mes lecteurs sont
essentiels pour moi, car ils peuvent aider à promouvoir
mon livre et à le faire découvrir à un public plus large.
Tout commentaire positif que vous pouvez partager
serait grandement apprécié. De même, si vous avez des
suggestions pour des améliorations futures, je serais
ravi de les entendre.
Mon objectif est de fournir un contenu de qualité pour
répondre aux besoins de mes lecteurs.
Merci d'avance pour votre aide et votre soutien.

www.fabienbearcoaching.fr

fabien_bear_coaching

Merci!

Printed in France by Amazon
Brétigny-sur-Orge, FR

15042415R00033